CONSTITUTION MÉDICALE

DE LA

VALLÉE DU LOT

DANS LE DÉPARTEMENT DE LOT-ET-GARONNE

MALADIES PROFESSIONNELLES

DE CE PAYS

(ÉTUDE DE GÉOGRAPHIE MÉDICALE)

PAR

GABRIEL PHILIPES
Docteur en médecine de la Faculté de Paris.

PARIS
A. PARENT, IMPRIMEUR DE LA FACULTÉ DE MÉDECINE
A. DAVY, successeur
31, RUE MONSIEUR-LE-PRINCE, 31

1882

CONSTITUTION MÉDICALE

DE LA

VALLÉE DU LOT

DANS LE DÉPARTEMENT DE LOT-ET-GARONNE

MALADIES PROFESSIONNELLES

DE CE PAYS

(ÉTUDE DE GÉOGRAPHIE MÉDICALE)

PAR

GABRIEL PHILIPES

Docteur en médecine de la Faculté de Paris.

PARIS

A. PARENT, IMPRIMEUR DE LA FACULTÉ DE MÉDECINE

A. DAVY, successeur

31, RUE MONSIEUR-LE-PRINCE, 31

1882

A MES PARENTS

Témoignage de reconnaissance.

Philipes.

A M. LE PROFESSEUR LABOULBENE

Membre de l'Académie de Médecine.

Médecin de l'hôpital de la Charité.

Officier de la Légion d'honneur.

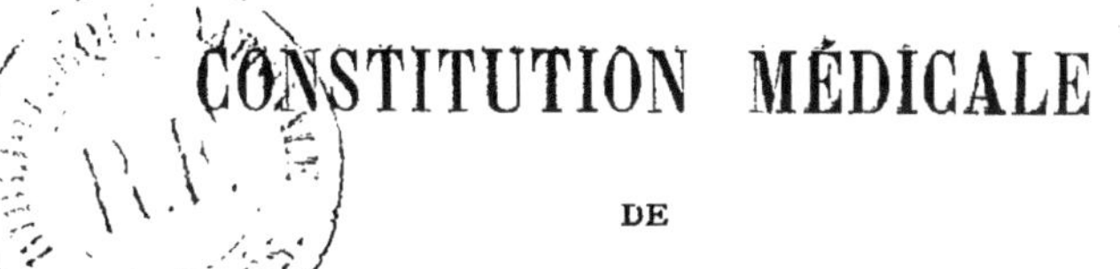

CONSTITUTION MÉDICALE

DE

LA VALLÉE DU LOT

DANS LE DÉPARTEMENT DE LOT-ET-GARONNE

ET

MALADIES PROFESSIONNELLES DE CE PAYS

(Étude de Géographie médicale)

INTRODUCTION

Dans le cours de l'année 1877, M. le docteur Scaffer présentait, sur les conseils de M. le professeur Laboulbène, comme sujet de thèse inaugurale, une étude sur les maladies régnantes du canton de Martel (Lot), dans lequel il était appelé à exercer. Depuis cette époque peu d'études de ce genre ont été publiées. Les médecins de la marine ont cependant enrichi la science de travaux nombreux et intéressants sur la géographie médicale ; leurs voyages les ont mis aux prises avec des affections peu connues dans nos pays, et les documents qu'ils ont recueillis leur permettent de rendre compte dans un premier travail de quelques-unes des maladies exotiques qui nous sont inconnues, et de la physionomie spéciale que présentent sous les diverses latitudes et les divers climats celles que nous connaissons. En France, les conditions climatériques ne diffèrent pas assez d'une contrée à une autre, pour créer des types bien distincts de maladies spéciales. La succession des phénomènes atmosphériques donne néanmoins à chaque pays une manière d'être particulière, chaque contrée a, en un mot, sa constitution médicale.

Littré définit la constitution médicale : rapport qui existe entre la constitution atmosphérique et les maladies régnantes. La constitution atmosphérique est l'état de l'atmosphère considérée relativement à son influence sur l'économie animale. L'étude de cette partie de la médecine présente un intérêt de premier ordre, elle permet de suivre la marche régulière de la santé publique, et elle conduit ainsi souvent à des applications prophylactiques d'une grande utilité. Aussi, adressons-nous nos plus sincères remerciements à M. le professeur Laboulbène, qui nous a suggéré l'idée de choisir comme sujet de thèse inaugurale l'étude médicale du pays dans lequel nous étions appelé à exercer.

Ce sujet, malgré les difficultés qu'il nous semblait présenter d'abord, n'a pas tardé à nous intéresser vivement. Dès notre arrivée dans le pays de nombreux documents nous ont été fournis, et les renseignements que nous avons demandés aux médecins du pays, nous ont aussitôt indiqué de quel côté devaient porter nos recherches. Ces recherches faites, restait à les classer de telles sorte qu'elles pussent, le cas échéant, être consultées avec fruit par nos compatriotes et aussi par les personnes étrangères à la contrée.

Voici le plan que nous avons définitivement adopté :

Dans le chapitre 1er nous traiterons de la constitution médicale stationnaire.

Dans le chapitre II nous exposerons quelques faits particuliers aux constitutions médicales de 1878, 79, 80, 81, 82. Nous dirons aussi quelques mots à la fin de ce chapitre des épidémies saisonnières de diarrhée infantile observées depuis quelques années dans la ville de Villeneuve-sur-Lot.

Dans le chapitre III nous ferons un exposé rapide des maladies professionnelles observées dans le pays.

Le sujet ainsi compris est vaste, aussi nous ne voulosn pas nous attacher à l'exposition et à l'étude particulière de tous les faits, notre tâche est plus modeste, nous voulons seulement faire des recherches, interprétant certains faits, mais en laissant un plus grand nombre sans interprétation. Nous espérons ainsi attirer l'attention sur plusieurs particularités intéressantes pour le médecin et l'hygiéniste et solliciter peut-être sur plusieurs questions, des travaux de praticiens plus autorisés que nous.

GÉOGRAPHIE DE LA VALLÉE DU LOT

(LOT-ET-GARONNE)

La plus grande partie de la vallée du Lot, dans le Lot-et-Garonne, est formée des deux cantons de Villeneuve-sur Lot et de Ste-Livrade. Cette vallée, d'une largeur de six kilomètres à Villeneuve-sur-Lot, a une largeur beaucoup plus considérable à Ste-Livrade. Les chefs lieux des deux cantons, distants de neuf kilomètres, sont reliés par une route en ligne droite.

La population de la commune de Villeneuve-sur-Lot est de 14,448 habitants, celle du canton en compte 17,546. Le canton de Ste-Livrade compte 5,500 habitants ; 2,818 habitent la commune du chef-lieu.

Le Lot qui arrose toute cette contrée, traverse la ville de Villeneuve-sur-Lot, et coule à environ 200 mètres de Ste-Livrade, le première de ces deux villes est en amont. Le Lot prend sa source dans le département de la Lozère, après avoir traversé le département du Lot, il rentre dans le Lot-et-Garonne à Condat. Il parcourt ainsi une étendue de 81 kilomètres, il se jette ensuite dans la Garonne à Aiguillon. Sa largeur moyenne est d'environ 200 mètres. Comme la Garonne, sa hauteur est d'environ 2 mètres, mais son cours est beaucoup plus rapide, de là, la nécessité de l'établissement d'écluses et de barrages pour rendre possible la navigation. Les bords en sont très escarpés, ce qui rend les crues d'autant moins dangereuses. Dans le département de Lot-et-Garonne il est navigable dans toute son étendue.

Les cultures sont très variées, blé, seigle, maïs, toutes les céréales sont prospères dans la vallée du Lot. La vigne, malgré les ravages du phylloxéra, est encore une source précieuse de richesse pour le pays. La culture des arbres fruitiers est aussi très importante; on y cultive surtout le prunier d'Ente ; ses fruits, connus sous le nom de pruneaux d'Agen, sont l'objet d'un commerce étendu.

Les bois ont DISPARU, et tout est maintenant, à peu de chose près, livré à l'exploitation agricole. Le paysan est devenu propriétaire du sol et la grande propriété n'existe guère plus. Aussi les affections auxquelles la misère prédispose sont-elles très-rares parmi les populations rurales.

Nous n'avons rien à dire de particulier sur les deux chefs-lieux de canton, l'industrie de Villeneuve-sur-Lot nous a fourni plusieurs observations curieuses, nous en parlerons plus bas.

CLIMAT. — Les vents dominants sont ceux de l'Ouest, du Sud-Ouest et du Sud.

Automne. — Le mois de septembre est ordinairement pluvieux, pendant le mois d'octobre au contraire c'est le beau temps qui est la règle. Le mois de novembre et le mois de décembre sont à peu près semblables sous le rapport du climat; les brumes sont très fréquentes le matin, elles s'étendent plus ou moins loin des rives du Lot, souvent elles couvrent la plaine. Le temps est généralement pluvieux, toutefois, vers le 20 décembre, le régime climatérique change, il devient sec et froid comme pendant le mois de janvier.

Hiver. — Le mois de janvier est sec et froid, le vent du Nord domine, et le thermomètre descend quelquefois à cinq degrés au-dessous de zéro. Pendant le mois de février il y a des gelées fréquentes, la nuit le temps est sec, mais le jour le thermomètre s'élève généralement et l'atmosphère commence à tiédir. En mars les pluies dominent.

Printemps. — Pendant les mois d'avril et de mai, le

temps est très variable, alternativement beau et pluvieux. Pendant la première quinzaine de juin il est généralement beau.

Eté. — Les mois de juin, juillet et août ont un régime climatérique semblable, il y a de grandes chaleurs, le temps est sec, quelquefois il y a des orages et les vents du Sud sont fréquents.

CHAPITRE I.

CONSTITUTION MÉDICALE STATIONNAIRE.

Les deux cantons de Villeneuve-sur-Lot et de Ste-Livrade, étant placés dans des conditions absolument semblables sous le rapport de la situation et du climat, nous nous guiderons pour l'étude des constitutions médicales sur les renseignements que M. le docteur Couyba de Ste-Livrade, ancien interne des hôpitaux de Paris, a bien voulu nous communiquer. Qu'il nous permette, avant de commencer, de le remercier publiquement pour les notes qu'il a bien voulu mettre à notre disposition.

Automne. — Pendant le mois de septembre les maladies les plus fréquentes sont les diarrhées, les coryzas, les angines simples et les bronchites. On a vu plus haut que le mois de septembre est ordinairement pluvieux, cela suffit pour expliquer la fréquence des angines simples, des bronchites et des coryzas ; aux grandes chaleurs de l'été succède en effet, parfois très brusquement, à la suite d'une pluie abondante, un abaissement notable de la température.

Les diarrhées fréquentes à cette époque paraîtraient

présenter une étiologie plus complexe. En effet, après des chaleurs accablantes dont la durée est quelquefois de deux mois, des pluies abondantes tombent sur le sol desséché; il se produit alors un dégagement de vapeur considérable, qui répand dans la campagne une odeur forte et pénétrante. Se produit-il quelques ferments spéciaux à ce moment? Cette question n'a pu être élucidée, mais le fait de la production de diarrhées dans ces circonstances, alors qu'il ne s'en produit pas au mois d'avril, pendant lequel on observe cependant de grande variations de température, nous conduit à penser qu'il y a quelque chose de spécial dans leur production.

Au mois d'octobre, amélioration de la santé publique, diminution de plus en plus marquée des cas de fièvre typhoïde. M. le professeur Jaccoud s'exprime ainsi au sujet de l'influence des saisons sur la fièvre typhoïde : « dans toute l'Europe centrale et dans l'Amérique du nord le plus grand nombre de cas et le plus grand nombre des épidémies appartiennent à l'automne; viennent ensuite avec des oscillations qui se compensent l'été et l'hiver; la saison la moins chargée est le printemps.

Les hivers rigoureux, les étés chauds sont peu favorables au développement et à la propagation de la maladie; les hivers doux, les étés frais et humides ont une influence contraire. » On voit que l'opinion émise par l'éminent professeur de la Faculté de Paris, se trouve en opposition avec les faits observés dans le canton de Ste-Livrade par M. le docteur Couyba. Néanmoins M. le professeur Jaccoud ne paraît pas attacher beaucoup d'importance à cette influence saisonnière, aussi dit-il en terminant : « Ce n'est là qu'une proportion très générale qui se heurte à de nombreuses exceptions (1). »

Pendant le mois de novembre le temps est pluvieux, les brouillards sont fréquents le matin. Les maladies les plus communes sont les angines simples, les bronchites intenses, et les broncho-pneumonies.

Si l'on compare le mois de novembre au mois de septembre, on voit que pendant ces deux mois le temps est généralement pluvieux, et que l'influence climatologique se fait sentir d'une façon beaucoup plus intense sur l'appareil respiratoire pendant le mois de novembre. Mais on n'observe rien à cette époque du côté du tube digestif, ce qui confirme l'opinion que nous avons émise au sujet du caractère spécial que présentent les diarrhées observées pendant le mois de septembre, au point de vue de leur étiologie.

Hiver. — La première quinzaine du mois de décembre et le mois de novembre ne diffèrent pas sensiblement, la différence entre ces deux mois ne devient notable que dans le cours de la deuxième quinzaine; alors, en effet, apparaît cet ensemble de phénomènes

(1) Jaccoud. Pathologie interne, 7e édition, t. II.

que l'on désigne en pathologie générale sous le nom d'*apoplexie*.

Cet ensemble de phénomènes est constitué par la perte subite de la connaissance et par l'abolition plus ou moins complète de la motilité volontaire, ceci rapproche l'apoplexie de la syncope, mais la première diffère essentiellement de la seconde par la persistance de la respiration et de la circulation. Le plus souvent l'apoplexie est le fait de l'hémorrhagie cérébrale, mais il ne faut pas en conclure que l'hémorrhagie cérébrale soit seule capable de la produire ; si celle-ci la produit plus souvent, c'est simplement parce qu'elle est plus fréquente que les autres affections cérébrales. Toutes les affections cérébrales peuvent produire l'apoplexie et elles seules le peuvent, car seules elles peuvent produire la perte de la connaissance et de la motilité volontaire, avec conservation de la respiration et de la circulation.

Pourquoi les apoplexies sont-elles plus fréquentes à cette époque ? La réponse est simple. Pendant le mois de décembre le temps est sec et froid, il en résulte une contraction des vaisseaux de la périphérie et une congestion des viscères, du cerveau en particulier, cette congestion est le point de départ de l'hémorrhagie.

Pendant les mois de décembre, de janvier et de février, règnent les pneumonies franches.

En se reportant à ce que nous avons dit précédemment, on peut voir la marche ascendante suivie par les affections de l'appareil respiratoire depuis le mois de septembre ; d'abord bronchites légères, puis bronchites intenses et broncho-pneumonies, enfin pneumonies franches.

Printemps. — Pendant les mois de mars et d'avril on observe des catarrhes pulmonaires. Ces mois sont pluvieux ou bien variables comme le mois de mai.

Le mois de mai présente des particularités assez nombreuses. Notons d'abord les broncho-pneumonies et les apoplexies qui reparaissent à cette époque de l'année.

Les scarlatines sont aussi fréquentes, mais elles présentent ceci de particulier, c'est que leur évolution complète est rare ; ce sont des scarlatines frustes. Trousseau qui a donné ce nom à cette variété de scarlatine, l'a emprunté aux archéologues. Ceux-ci pour désigner une inscription, dont une partie a été effacée se servent du terme inscription fruste; cette scarlatine à forme particulière ne présente plus que quelques symptômes de la scarlatine type. M. le docteur Couyba résume ainsi la symptomatologie des cas qu'il a observés : 1er jour fièvre, chaleur sèche à la peau, 2e jour éruption, 3e jour défervescence.

A cette époque on observe également quelques angines scarlatineuses, ordinairement simples, quelques angines pultacées, les angines pseudo-membraneuses sont très rares.

Notons également alors des douleurs rhumatoïdes. Les rhumatismes avec gonflements articulaires des poignets sont assez communs. On doit attribuer cette apparition du rhumatisme aux changements brusques de température survenant au commencement des travaux des champs. Quant à la localisation aux poignets, elle trouve son explication dans la profession agricole elle-même ; ce sont en effet les articulations du poignet qui travaillent le plus dans cette profession et qui sont le plus exposées aux intempéries des saisons. Signalons encore le rhumatisme noueux chez les enfants de 12 à 15 ans. Ce rhumatisme est caractérisé par des plaques érythémateuses arrondies et saillantes sur les jambes et les genoux.

Quelques cas rares de rougeole sans gravité, la variole est également rare, il n'y a pas eu d'épidémie à Sainte-Livrade depuis 1870, mais il y en a eu une à Villeneuve-sur-Lot ; nous y reviendrons lorsque nous traiterons des faits particuliers aux constitutions médicales des dernières années.

Quelques cas de croup et d'angine diphtéritique, mais ils sont rares. Nous signalerons ici l'hiver de 1873-74 comme en ayant présenté quelques exemples, ils ont été constamment observés dans les rues malpropres et empestées par les détritus et les eaux sales des ménages.

Chose curieuse, on observe fréquemment des panaris accompagnés d'embarras gastrique à cette époque de l'année. M. Benjamin Anger, dans le nouveau Dictionnaire de médecine et de chirurgie pratiques, cite l'opinion de Ravaton qui attribue dans certains cas la production des panaris à des influences atmosphériques encore peu connues : « il y a des années, dit Ravaton, où les vices de l'air contribuent à la formation des panaris (1). »

Pour terminer l'étude de la constitution médicale du printemps, signalons les embarras gastriques légers, jugés par des purgatifs.

Eté. — Au mois de juillet après les orages apparaissent divers troubles gastro-intestinaux, parmi lesquels on peut citer des diarrhées infantiles cholériformes très graves. Dans la ville de Villeneuve-sur-lot ces diarrhées infantiles ont une gravité exceptionnelle ; nous reviendrons sur ce sujet lorsque nous nous occuperons spécialement de cette ville. Les fièvres palustres extrêmement fréquentes autrefois ont à peu près disparu, grâce à la mise en culture de toutes les terres et au drainage du sol. On en observe néanmoins encore quelques cas, parmi lesquels quelques fièvres pernicieuses qui enlèvent le malade au deuxième accès.

Nous devons à l'obligeance du docteur Couyba une

(1) Nouveau dictionnaire de médecine et de chirurgie pratiqué, t. XXV, p. 696.

observation sur un de ces cas. Le malade qui en est l'objet avait succombé la veille. M. le docteur Couyba reconstitua sur le champ l'observation et nous l'écrivîmes sous sa dictée. Il y joignit la note qui accompagne cette observation ; cette note a pour but de remplacer les observations de trois autres cas semblables qui se sont présentés à son observation depuis 1872.

Observation. — Pierre Boyer, 51 ans. Bonne santé habituelle. — Il n'a pas été malade depuis vingt-cinq ans. Jamais il n'a eu de fièvres intermittentes.

Habitation. — Lieu de Malaure, commune de Dolmayrac, sur les bords du mayne del Riou.

Du 15 mai au 10 juin, le temps est humide, vent d'ouest. Du 10 au 15 juin, chaleurs.

Le jeudi 15 juin, le malade a fauché un pré sur les bords de l'*Automne*, le soir il était atteint de coryza, et il avait des éternûments fréquents.

Vendredi 16 juin. Le matin douleurs très vives dans l'oreille droite, je suis appelé ; le malade éprouve un peu de surdité. Il n'a pas de fièvre, pas de chaleur, le pouls est à 72.

Il y a probablement extension de l'affection catarrhale à la trompe d'Eustache, car le malade éprouve des douleurs vives et il entend de la crépitation lorsqu'on le fait souffler, le nez et la bouche étant préalablement fermés.

Je prescris deux sangsues à l'apophyse mastoïde contre les douleurs vives.

Samedi 17 juin. Le matin sédation dans l'oreille droite, douleurs vives à l'oreille gauche; il y a persistance de la surdité, mais il n'y a pas de pus dans les conduits auditifs. Névralgie intense dans la région temporo-pariétale gauche.

Etat général et pouls *ut supra.*

Le malade paraissait un peu affaibli et un peu affaissé; sa face était pâle.

Je prescris sulfate de quinine 1 gramme dans 150 gr. de véhicule, une cuillerée toutes les heures.

Dimanche 16 juin. A cinq heures du matin même état que précédemment; pas de fièvre.

A dix heures et demie du matin le malade est pris de délire et d'une vive agitation. On remarque un tremblement intense des bras. Le malade veut constamment se lever; sa face est pâle et ses traits sont tirés. Interrogé, il répond assez bien aux questions; on lui demande avec insistance s'il a une sensation de froid, sa réponse est toujours négative.

La névralgie a disparu. Le pouls est à 80. Pas de chaleur à la peau.

Soupçonnant un accès de fièvre intermittente pernicieuse j'ordonne :

Bibromhydrate de quinine. . . . . 1 gr. 50
Eau distillée. . . . . 60 gr.
Sirop simple . . . . 140 gr.

A prendre par cuillerées à soupe de demi-heure en demi-heure. (Ce sel a été choisi à cause de la proportion plus grande de l'alcaloïde et de son extrême solubilité.)

A cinq heures et demie du soir le malade est revu : de dix heures et demie à cinq heures et demie du soir le délire avait persisté avec une intensité à peu près égale. Je le retrouve à peu près bien au point de vue psychique; il répond bien, ne s'agite plus et ne parle plus ; plus de tremblement.

La peau est chaude et moite.

Le pouls est à 92.

La langue est humide et recouverte d'un enduit saburral.

Le malade demande à manger ; on lui donne du bouillon et de la limonade vineuse. On continue la potion par cuillerées à soupe toutes les heures, et je prescris une nouvelle solution de bibromhydrate de quinine pour la nuit et pour la matinée du lendemain.

A ce moment on trouve au sommet du poumon un peu de crépitation et le malade expectore quelques crachats visqueux et sanguinolents.

Lundi 19 juin à 6 heures du matin, le malade est en très bon état, son intelligence est parfaite.

Le pouls est à 92, la peau est chaude et moite. Le malade en sueur a dû changer trois fois de chemise dans le courant de la nuit ; continuation de la potion.

A dix heures l'accès recommence. Le malade est

pris d'un délire et d'un tremblement intenses. A onze heures il prend la dernière cuillerée de la potion ; à partir de ce moment il devient impossible de lui faire prendre le médicament, parce que le malade tient les mâchoires serrées et qu'en s'efforçant d'introduire le liquide dans la bouche, le malade s'engoue.

Je ne suis pas appelé, sinon j'eusse fait des injections sous-cutanées de quinine.

Je ne revois le malade qu'à six heures du soir. Ses yeux sont fermés et le globe de l'œil est convulsé en haut. Sa face est pâle et ses lèvres sont violettes. On entend des ronchus très sonores et très abondants dans la trachée et le larynx.

La peau est couverte de sueurs, elle est froide.

Le pouls est fréquent, très dépressible et irrégulier, coma, algidité.

Mort à 6 heures 1/4.

La température n'a pu être prise.

Nota. — J'ai observé, depuis 1872, deux cas absolument analogues.

L'un en 1876, au lieu de Lanauze, à un kilomètre des Arnauties, dans un terrain bas, et près de fossés mal entretenus (*Lanauzo* dans le langage du pays a la signification d'eau dormante,) l'autre aux Arnauties, sur un terrain bas et humide et dans une habitation voisine de fossés mal entretenus et constamment à demi pleins. Presque tous les ans d'ailleurs sur ce même point, on observe quelques accès intermittents francs et quelques formes larvées (*névralgies*).

Premier cas. — (Malatie) : sciatique intense le premier jour ; pas de fièvre.

Accès intense le lendemain ; médication quinique, second accès ; mort dans l'algidité dans les 24 heures.

Dans l'intervalle des deux accès la névralgie disparut. Le malade avait eu la sensation de froid très marquée (*année* 1876.)

Deuxième cas (Feilhes). — Ce malade eut deux accès dans les 24 heures et il mourut dans l'algidité et le coma. La médication quinique avait été prescrite à haute dose. Le malade avait eu la sensation de froid très marquée, (*année* 1878), le temps était chaud et humide. »

En dehors de ces cas foudroyants, on observe pendant le mois d'août des névralgies à forme intermittente à type ordinairement quotidien pendant les premiers jours, puis tierces.

A cette même époque, notons certains états pathologiques que l'on pourrait réunir sous le nom de maladies gastro-hépatiques ; ce sont des embarras gastriques, avec congestion du foie, saburres jaunâtres sur la langue et teinte subictérique des conjonctives. Les autres symptômes sont ceux de l'embarras gastrique.

Ces états pathologiques ne diffèrent de l'embarras gastrique simple, que par les manifestations constantes, qui se produisent du côté du foie.

La fin du mois de juillet et le mois d'août sont remarquables par la prédominance des affections intestinales. On observe quelques cas de choléra nostras. La plupart des cas sont caractérisés par des vomissements aqueux, une diarrhée séreuse très abondante, de l'affaissement, et de la tendance au refroidissement. La guérison est facile par les cordiaux, les alcooliques et l'opium. Quelques cas plus graves présentent toute la symptomatologie du choléra, mais la guérison est la règle. Les malades atteints de cette forme grave ont la peau sèche et ridée, ils ont aussi des crampes dans les mollets.

Notons aussi quelques cas de dysentérie chez les paysans, certains sont assez graves. Il est possible que l'habitude que l'on a dans les campagnes de se passer de lieux d'aisance, ce qui oblige les paysans à sortir pendant les nuits fraîches du mois de juillet et du mois d'août, contribue à aggraver certaines dysentéries qui sans cette circonstance resteraient très bénignes.

La fièvre typhoïde commence ordinairement en juillet, atteint son maximum en août et va ensuite en décroissant. Le type est ordinairement muqueux ; le pronostic favorable. On observe quelques cas isolés mais pas d'épidémies.

Une note du docteur Couyba rapporte qu'en 1878

quelques cas graves de fièvre typhoïde apparurent le long du ruisseau *l'automne*, d'amon en aval ; ces cas débutèrent par des phénomènes sans gravité et se terminèrent brusquement vers la fin du deuxième septénaire par la mort au milieu des symptômes d'adynamie ; rien cependant ne permettait de prévoir une aussi brusque terminaison.

Chose remarquable, la fièvre typhoïde est plus fréquente et quelquefois plus grave sur les hauts plateaux que dans la plaine et dans les villes, moins bien favorisées sous le rapport de l'aération et de l'hygiène.

Le Dr Annat, de Villeneuve-sur-Lot, à qui nous demandions des renseignements sur les nombreuses épidémies qu'il avait pu observer, dans le cours de sa longue carrière, nous signala une épidémie qui avait exercé de grands ravages, sur les plateaux voisins de la vallée du Lot, épidémie qui pendant toute sa durée resta limitée à ces contrées. Il en fixa approximativement la date à l'année 1865.

M. le Dr Couyba a observé plus récemment le même fait en 1875, au hameau de Michelou, près Laugnac ; ce hameau compte cinq foyers et vingt habitants. Il présenta à la même époque 15 cas de fièvre typhoïde, tous les malades guérirent sauf une malade qui succomba à la suite d'une rechute produite par une alimentation trop abondante. Nous ajouterons que ce n'est pas le seul fait de ce genre qui se soit présenté à son observation.

Nous sommes heureux de citer également à l'appui de ces faits, le témoignage de notre regretté compatriote le Dr Labesque, d'Agen. A l'occasion d'une épidémie de fièvre typhoïde, qui sévit dans les environs de la ville dans le cours de l'année 1858, le Dr Labesque fit un rapport sur les faits qu'il avait pu observer. Nous n'avons pu malheureusement nous procurer ce travail. Le rédacteur de l'article *France*, du dictionnaire encyclopédique des sciences médicales, parle en ces termes de ce rapport : « Le Dr Labesque (Lot-et-Garonne) fait observer que la maladie a sévi avec une intensité désespérante dans les communes les mieux aérées, *les plus élevées*, tandis que dans la ville elle-même, l'épidémie a presque toujours épargné les lieux les plus malsains, faisant pour ainsi dire exclusion de la population la plus mal nourrie. Deux pensionnats, ajoute ce rapport, sont cruellement décimés par l'épidémie, tandis qu'un troisième pensionnat voisin, peut être moins bien favorisé sous le rapport hygiénique, est absolument exempt de malades. (1) »

Le rédacteur de cet article pense que le Dr Labesque a mal observé et que quelques années auparavant il avait dû y avoir dans la ville une épidémie de fièvre typhoïde, laquelle aurait créé plus tard une immu-

(1) Dictionnaire encyclopédique des sciences médicales, art. France, p. 645.

nité. Nous ne partageons pas cette manière de voir et nous croyons que le Dr Labesque a fort bien observé l'épidémie de 1858.

Ce savant praticien avait probablement en vue, lorsqu'il parla des communes les mieux aérées et les plus élevées, la haute plaine située au nord de la ville d'Agen.

Ainsi donc trois médecins distingués du pays, observant l'un en 1858, le deuxième en 1865, le troisième en 1875 des épidémies de fièvre typhoïde dans des lieux élevés, ont été frappés du nombre considérable de malades atteints, comparé à celui des villes d'Agen, Villeneuve-sur-Lot et Ste-Livrade.

Où peut-on trouver la cause de ces faits ? Pour le Dr Couyba, elle est dans la constitution géologique du sol. Ces hameaux et ces villages élevés reposent sur un banc calcaire.

La partie du sol propre au labour n'a pas une épaisseur très considérable, on peut l'évaluer dans certains endroits à cinquante centimètres environ, elle est quelquefois beaucoup moindre. Aussi les labours profonds ne sont pas en usage sur ces hautes plaines. Si les agriculteurs employaient pour leurs travaux les charrues puissantes en usage dans les vallées, ils soulèveraient à chaque instant des fragments de roc, ce qui rendrait toute culture impossible, ils courraient de plus le risque de briser leurs instruments.

On peut se rendre un compte exact de la structure

du sol en observant dans les carrières les coupes qui y ont été pratiquées pour l'extraction de la pierre de construction. Au-dessous de la terre labourable on trouve une couche calcaire peu épaisse, présentant dans tous les sens des veines et des fissures nombreuses ; puis peu à peu ces veines et ces fissures disparaissent et sont remplacées par le roc homogène et inperméable.

Il résulte de cette structure du sol que les eaux sales ménagères et les détritus organiques de toute sorte sont arrêtés à une faible profondeur. Ils s'accumulent dans la première couche calcaire que nous venons de décrire et celle-ci finit par constituer une sorte d'éponge organique qui fermente sous l'influence de la chaleur et de la pluie.

Cette structure du sol suffit peut-être à amener la formation de foyers typhiques ; il paraît dans tous les cas rationnel d'admettre qu'elle est la cause de la gravité des épidémies.

CHAPITRE II.

DE QUELQUES FAITS PARTICULIERS AUX CONSTITUTIONS MÉDICALES DE 1878-79-80-81-82.

Nous ne nous occuperons que des particularités qui ont pu se présenter à certaines époques dans le cours de ces dernières années. Nous ne dirons rien des mois qui ont présenté les mêmes affections que celles dont nous avons parlé dans le chapitre premier. (Constitution médicale stationnaire.)

Années 1878-79. — Sept mois de pluies d'octobre 1878 à mai 1879. Les maladies de l'appareil respiratoire ont été fréquentes, coryzas, laryngites, bronchites, broncho-pneumonies, mais pas de pneumonies franches.

Les pluies ayant été continuelles, c'est la constitution médicale du mois d'octobre et du mois de novembre qui s'est prolongée jusqu'en mai. Il n'y a pas eu de pneumonies franches, comme à l'ordinaire pendant les mois de janvier et de février.

Août-septembre 1880. — L'été de 1880 fut chaud ; en août il y eut des pluies abondantes auxquelles succédèrent de fortes chaleurs. M. le docteur Couyba fut appelé pour deux cas de phlébite graves, suivis de mort, avec des symptômes d'empoisonnement septicémique. Le pouls était petit et précipité, il y avait de l'adynamie, puis les malades furent pris de sueurs froides et de diarrhée. Ces phlébites survinrent chez des hommes d'un âge peu avancé. Ils jouissaient tous deux d'une bonne santé.

On observa aussi à cette époque des affections gangréneuses, deux malades furent atteints d'angioleucites graves, consécutives à des traumatismes légers; des eschares se formèrent à la face interne de la jambe et de la cuisse au niveau des cordons angioleucitiques. Les deux malades succombèrent.

Un autre malade succomba également à la suite d'une gangrène sèche du pied droit et de la jambe correspondante.

Enfin, pendant ces deux mois, août et septembre, on observa de nombreux cas d'érysipèle.

Toutes ces affections nous paraissent avoir entre elles une relation étiologique manifeste. Le régime climatologique de ces deux mois favorisa certainement la production de ces affections, mais il s'y joignit une prédisposition spéciale, qui existe chez les travailleurs des champs à cette époque de l'année, c'est en effet l'époque des grands travaux. Les paysans dorment peu, travaillent beaucoup; de plus pendant les fortes chaleurs ils perdent généralement l'appétit.

Il se produit alors une sorte de cachexie temporaire. M. le professeur Bouchardat dit au sujet du travail exagéré : « Chez les animaux surmenés jusqu'aux dernières limites, il survient dans certaines conditions qui n'ont point encore été bien précisées, une altération profonde du sang, qui paraît être une des causes qui favorisent le développement de certaines fièvres graves. »

Cette sorte de cachexie, ce surmenage survenant pendant l'été de l'année 1880, a certainement occupé la plus grande place dans l'étiologie des affections que nous avons précédemment énumérées.

Notons, à cette même époque, quelques cas de fièvre typhoïde qui n'ont pas présenté plus de gravité qu'à l'ordinaire.

Décembre 1880. — Température à 16 degrés au-dessus de zéro. Vent du sud-ouest. Dépression barométrique forte.

Dans le cours du mois de décembre 1880, il y eut quelques cas d'urticaire chez les enfants et chez les adultes. Il suffisait à quelques-uns de ces malades de se chauffer l'hiver devant un grand feu, pour voir les papules et le prurit disparaître : « Les chaleurs de l'été, dit Trousseau, en sont souvent la cause occasionnelle, mais ainsi que J. Franck l'avait fait remarquer, l'urticaire se manifeste quelquefois sous l'influence du froid et disparaît sous celle de la chaleur (1). »

(1) Trousseau. Clinique de l'Hôtel-Dieu, t. I, 5e édition, p. 261.

En même temps on observe des ictères simples avec état saburral de la langue et avec embarras gastrique, ce dernier ayant précédé ou suivi l'ictère. Dans quelques cas, pression douloureuse au niveau du canal cholédoque, au-dessous du rebord du foie. On pourrait rapprocher ces cas, des affections gastro-hépatiques qui se produisent ordinairement pendant le mois d'août.

L'urticaire dont nous venons de parler accompagnait ces embarras gastriques bilieux et ces congestions du foie.

L'opinion personnelle du docteur Couyba est qu'il y a une relation évidente entre l'état du foie et de sa sécrétion biliaire, et la manifestation ortiée de la peau. Quant au mécanisme qui préside à la manifestation de cette éruption, dans les affections hépatiques, il l'ignore.

Est-ce par action réflexe de la moelle sur la peau, le point de départ de cette action réflexe se trouvant dans le foie ? ou bien, cette urticaire, résulte-t-elle de la présence dans le sang en quantité minime des éléments de la bile, lesquels s'éliminant par la peau amèneraient, chez quelques individus, la production de ces grosses papules prurigineuses ?

Pour Davaine, l'urticaire, après la ponction des kystes échinocoques, était considérée comme résultant de l'absorption de certains éléments liquides de la poche.

Ces réflexions pathogéniques sont inspirées au docteur Couyba, par les cas suivants où l'urticaire a été notée :

1° Embarras gastrique avec état bilieux ;

2° Congestion du foie ;

3° Ictère simple ;

4° Kystes échinocoques du foie (1).

Hiver de 1880 *à* 1881. — Pendant l'hiver de 1880 à 1881, il y eut à Villeneuve-sur-Lot une épidémie de variole, mais il n'y eut pas d'épidémie à Sainte-Livrade, sauf dans deux maisons.

La première à Vidalot, commune d'Allez et Cazeneuve, elle compta trois malades, sur cinq habitants, deux moururent d'une variole hémorrhagique, aucun d'eux n'avait été vacciné ; la maladie avait été apportée par un des fils qui l'avait contractée à Villeneuve-sur-Lot.

La deuxième à Planchou, près Sainte-Livrade, il n'y eut qu'un seul cas, chez une femme de 40 ans, non vaccinée, femme S. Quinze jours auparavant elle était allée visiter une de ses parentes, atteinte de variole. La malade guérit sans complication. Le mari, la femme, le gendre n'étaient pas vaccinés ; des piqûres vaccinales furent pratiquées, sur le champ, les piqûres vaccinales se développèrent, et tous les trois furent indemnes (familles S. et E.),

(1) Feytaud. Recherches sur la pathogénie de l'urticaire qui complique les kystes hydatiques du foie, thèse de Paris, 1875.

On peut voir par ces deux exemples, combien la vaccination a été efficace. Quelques varioloïdes sans gravité terminèrent la saison.

Quelles sont les causes de l'immunité qu'a présentée la ville de Sainte-Livrade, en rapport constant avec la ville de Villeneuve-sur-Lot?

Les vaccinations ne furent pas pratiquées sérieusement, sauf chez les enfants, et malgré des appels réitérés peu d'adultes se firent revacciner.

Nous croyons trouver la cause de cette immunité dans la direction des vents. Villeneuve est à l'Est de Sainte-Livrade ; pendant tout l'hiver la dissémination des miasmes fut empêchée par les vents d'Ouest et de Sud-Ouest, qui tendaient à les porter vers l'Est et le Nord-Est; or, de ce côté, il faut aller assez loin pour trouver un centre de population un peu important.

Chose curieuse, la variole coïncida avec une épidémie de fièvre aphtheuse sur les animaux de l'espèce bovine. La fièvre aphtheuse ou stomatite aphtheuse est une maladie éruptive et contagieuse, caractérisée par le développement de pustules sur la membrane muqueuse de la bouche. Elle attaque plus particulièrement l'espèce bovine, mais on a pu aussi l'inoculer au cheval.

Y a-t-il quelque relation pathologique ou étiologique entre la variole et la fièvre aphtheuse? ou y a-t-il eu, dans le fait que nous rapportons, une simple coïncidence? Nous croyons que ce fait est bon à noter, mais nous croyons aussi qu'il ne serait pas logique d'en tirer immédiatement une conclusion.

Juin 1881. — Le temps est pluvieux et chaud. Vents du Sud et du Sud-Ouest.

Il se produit chez les enfants une éruption particulière accompagnée de fièvre, qui ne correspond à aucun type connu. M. le docteur Couyba nous la décrit ainsi :

1er jour, fièvre.

2e jour, éruption vésiculeuse sur un fond pourpre scarlatinoïde ; vésicules miliaires très nombreuses, se remplissant rapidement de pus, et se desséchant très vite.

3e jour, chûte de la fièvre, commencement de la dessiccation.

Chez les adultes les fièvres ortiées sont fréquentes à cette même époque, ainsi que les herpès zona. Par fièvre ortiée nous voulons désigner celle qui a une marche bien déterminée, quoiqu'elle survienne sous l'influence de causes extrêmement variées, nous ne voulons pas parler de l'éruption ortiée qui accompagne souvent les sueurs.

On observe d'abord les prodromes ordinaires des fièvres éruptives, une difficulté très grande de la respiration et quelquefois des symptômes d'indigestion ; mais ceux-ci n'existent que lorsque la cause occasionnelle de la maladie a été l'ingestion de certaines substances. Il y a aussi un mouvement fébrile très prononcé : « Il semble, dit Trousseau, que la matière morbifique se soit formée en telle quantité, que les différents émonctoires soient à peine suffisants pour l'éliminer, ou bien qu'avant de trouver sa voie naturelle qui est le tégument externe, elle aille, permettez-cette figure, frapper à toutes les portes, affectant le système nerveux, les appareils respiratoires et digestifs. »

L'éruption apparaît ensuite ; elle occupe tantôt la face, tantôt les épaules et la face interne du bras ; on observe quelquefois des symptômes thoraciques. L'éruption se fait par poussées successives ; il y a des papules qui disparaissent en quelqnes minutes.

La durée totale de l'affection varie entre deux et sept jours.

Pendant ce même mois les herpès zona ont été fréquents, nous relevons les cas suivants :

1° Moitié gauche de la face et du cou ;

2° Partie droite du thorax ;

3° Racine de la cuisse droite ;

4° Moitié gauche de la région thoracique supérieure, avec extension à l'épaule gauche et à la partie antéro-interne du bras.

Le zona n'est pas évidemment une simple maladie de la peau, il est cependant toujours accompagné d'une éruption. Aussi est-il bon de remarquer que ce mois de juin présente une physionomie spéciale à cause de la fréquence des déterminations morbides du côté de la peau.

Énumérons rapidement les affections les plus fréquentes des premiers mois de l'année 1882.

Du 26 décembre 1881 au 12 janvier 1882, le temps est sec et froid; gelées le matin ; il y a de nombreuses pneumonies franches, la guérison est la règle.

Du 12 au 16 janvier 1882, le temps est chaud, doux et humide, on observe des érysipèles phlycténoïdes de la face et des coryzas. A cette époque, il est utile de noter 15 cas environ de gingivite ulcéreuse, qui ont résisté au chlorate de potasse et au borax et qui n'ont guéri que par le perchlorure de fer, administré sous forme de collutoire.

17 *janvier*. — Temps sec et beau. La pression barométrique est a 77,3 ; comme conséquence de l'état atmosphérique, notons une reprise des pneumonies franches.

Les érysipèles persistent, on observe quelques embarras gastriques et quelques névralgies hémicrâniennes ; ces affections sont jugées par les purgatifs et par le sulfate de quinine.

Avril-mai. — Temps humide, variable, rougeole dans la commune de Dolmayrac, tous les enfants sont atteints ; quelques cas de scarlatine fruste chez les enfants et chez les adultes.

Conjonctivites catarrhales fréquentes chez les enfants.

Ménorrhagies nombreuses ayant duré en moyenne 8 à 15 jours, elles ont accompagné ou suivi les règles et elles sont survenues en dehors de toute affection utérine.

Du 21 juin au 27 juin 1882. — Au moment de terminer ce travail, M. le docteur Couyba nous apprend qu'il a été appelé le 24 juin auprès d'une femme âgée de 50 ans, atteinte de choléra nostras, et auprès de plusieurs autres malades atteints de cholérines.

Dans tous les cas l'influence de la constitution atmosphérique est manifeste.

Voici d'aborde l'état atmosphérique :

Du 21 au 23 juin. — Temps chaud et humide.

23 *juin.* — Journée très chaude, lourde; le soir, orage.

Depuis le 24 *juin.* — Temps chaud et humide.

Voici maintenant l'exposé succinct des cas qui ont été observés :

M. P... à Ste-Livrade, 70 ans, cholérine avec vomissements et diarrhée.

23 *juin.* — Mme A... à Lagravade, 50 ans. Choléra nostras. L'attaque commence à 1 heure du matin, on

On voit que les décès de la première année sont beaucoup plus nombreux à Villeneuve-sur-Lot, qu'ils ne devraient l'être. Et nous devons noter encore que les chiffres qui nous servent de base sont ceux de toute la commune, et non ceux de la ville elle-même.

La proportion des décès serait en effet beaucoup plus considérable si on pouvait limiter la ville à l'enceinte de l'octroi.

La campagne qui fait partie de la commune est en effet très étendue et sa mortalité est plus faible; pour donner une idée de son importance, nous dirons que la commune s'étend au sud de la ville à 2 kilomètres, à l'ouest à 4 K., au nord à 5 K. et à l'est à environ 6 K.

Nous resterons donc avec les proportions suivantes :

France 1 décès sur 5,5 habitants de 0 à 1 an.

Villeneuve-sur-Lot 1 décès sur 3,6 habit. de 0 à 1 an.

Où trouver l'explication de cette mortalité effrayante des nouveau-nés.

Le nombre considérable des diarrhées infantiles observées pendant le mois de juillet, l'allaitement artificiel, telles sont pour nous les causes de l'accroissement de la mortalité infantile.

Causes de la diarrhée infantile cholériforme. — Cette affection sévit le plus ordinairement en été. La chaleur excessive est une circonstance qui favorise son apparition.

Trousseau attribue la plus grande place, dans l'étiologie de cette affection, au sevrage fait mal à propos. « C'est au moment du sevrage, dit-il, que les enfants y sont le plus sujets... Pendant l'allaitement, tant qu'ils restent soumis à l'alimentation naturelle et normale que leur nourrice leur fournit, ils ont généralement peu à redouter ces accidents ; mais quand on les sèvre mal à propos, alors même qu'ils sont arrivés à l'âge de quatorze, quinze, seize mois. quand on les prive tout à coup du lait maternel, sans suivre quelques règles indispensables que je vous indiquerai, ces enfants ayant pour ainsi dire à chaque instant des indigestions, prennent de la diarrhée, et cette diarrhée devient à son tour, dans des circonstances données, l'occasion du développement du choléra infantile (1). »

Trousseau admet aussi comme condition de l'apparition du choléra infantile, l'influence de la chaleur L'influence saisonnière est telle en Amérique qu'elle a valu à cette affection le nom de maladie d'été.

Lorain, dans le nouveau dictionnaire de médecine et de chirurgie pratiques, pense qu'il faudrait ajouter aux causes précédentes des circonstances météorologiques encore peu connues (2).

(1) Trousseau. Clinique médicale de l'Hôtel-Dieu, 5e édition, t. III, p. 144.

(2) Nouveau dictionnaire de médecine et de chirurgie pratique, t. VII, p. 495.

Becquerel dans son traité d'Hygiène publique et privée, parlant de l'allaitement artificiel, l'accuse de produire souvent des diarrhées et des entéro-colites rebelles. Il est certainement des cas, où l'allaitement artificiel a produit de beaux résultats, et beaucoup d'enfants doués d'une belle constitution ont été élevés de cette manière. « Mais à côté de ces faits, dit Becquerel, il en est d'autres en beaucoup plus grand nombre, qui révèlent d'une manière certaine, que ce genre de nourriture n'est pas convenable, et a déterminé chez les sujets qui y étaient soumis des diarrhées et des entéro-colites rebelles (1). »

Pour nous, à l'influence saisonnière, au sevrage fait mal à propos, se joint comme cause puissante l'allaitement artificiel. Certainement pendant les chaleurs brûlantes de l'été, on observait autrefois, chaque année, quelques cas de diarrhée infantile, alors que cependant on trouvait de bonnes nourrices dans les campagnes voisines de la ville. Mais jamais d'après le témoignage des médecins les plus autorisés du pays, elle n'avait atteint ce degré de gravité, jamais elle n'avait fait autant de victimes.

Nous allons d'abord exposer les symptômes que le choléra infantile a présentés dans ces dernières années. Nous ferons cet exposé rapide d'après les renseignements qui nous ont été fournis par M. le doc-

(1) A. Becquerel. Traité élémentaire d'hygiène privée et publique, 6e édition, p. 32.

teur Bugier. Nous saisissons cette occasion pour lui adresser nos remerciements.

Symptômes. — Le choléra infantile peut débuter de plusieurs façons. Tantôt dans le cours d'une bonne santé, son invasion s'annonce par des symptômes foudroyants. Plus souvent le début est moins tragique, quoique présentant des symptômes très graves et c'est pour une entérite simple que le médecin est appelé.

Lorsque le médecin arrive plus tard, ce qui n'arrive malheureusement que trop souvent, l'aspect du petit malade peut dès l'abord servir à établir le diagnostic.

Le visage est ridé, le nez est effilé, le teint est mat et les yeux enfoncés dans leurs orbites sont entourés d'un cercle bleuâtre. Lorsqu'on découvre le petit malade on s'aperçoit que le ventre au lieu d'être ballonné est au contraire mou et flasque.

On apprend alors que les selles se sont considérablement accrues, qu'elles ont changé de caractère et vous reconnaissez vous-même qu'elles sont séreuses et décolorées.

Les vomissements apparaissent bientôt et constituent le symptôme le plus grave de l'affection; d'abord alimentaires, ils prennent peu à peu comme les selles le caractère séreux. M. le docteur Bugier fait du vomissement un signe pronostique de la plus grande valeur, suivant qu'il apparaît chez un enfant élevé au sein ou chez un enfant élevé au biberon. Les nombreux cas qu'il a pu observer lui permettent d'affirmer, qu'un enfant placé dans ces dernières conditions, s'il est atteint de diarrhée cholériforme est fatalement condamné, dès que les vomissements apparaissent, au contraire élevé au sein, l'intervention de l'art est le plus souvent efficace.

La quantité des liquides rendus est très considérable, ce qui explique la soif inextinguible des malades. L'amaigrissement fait de rapides progrès.

A ce moment, si la maladie n'est pas enrayée, la température du corps s'abaisse et les extrémités se refroidissent. Le pouls devient misérable et l'enfant est dans un état de collapsus profond. A la fin toutes les sécrétions s'arrêtent.

La durée de la maladie est de deux ou trois jours, elle peut être d'une durée moindre ; de vingt-quatre heures et même de douze heures.

La guérison s'annonce par la disparition graduelle des symptômes. Le premier symptôme qui disparaît est le vomissement, on a vu plus haut quelle importance M. le docteur Bugier lui attribuait pour le pronostic. Les selles se colorent en jaune, en même temps qu'elles diminuent et le pouls devient plus apparent.

Les autopsies n'ont pas été faites. Toutefois on peut présumer, d'après ce qui précède, qu'elles n'apporteraient pas de renseignements nouveaux à l'anatomie pathologique, la symptomatologie étant à peu près identique à celle que la diarrhée infantile présente dans d'autres contrées.

La seule chose qui soit spéciale c'est la fréquence des cas foudroyants. Il est possible que dans ces cas il y ait quelque chose de spécial dans les lésions anatomiques, c'est ce qu'il ne nous a pas été possible de vérifier.

Les livres classiques nous apprennent que la muqueuse du tube digestif ne présente aucune altération appréciable, qu'elle est pâle et qu'elle peut présenter des saillies arrondies des plaques de Payer. Rarement on remarque ce ramollissement de la muqueuse stomacale signalé par quelques auteurs. Ce ramollissement est plutôt le fait de l'énorme transsudation séreuse qui se produit, qu'une lésion spéciale à la maladie. On a vu aussi quelquefois les plaques de Payer présenter tous les signes d'une vive inflammation.

Telle est l'affection qui sévit à Villeneuve pendant les mois de juillet, août, et septembre. A cette époque les décès de 0 à 2 ans augmentent du double. Voici d'ailleurs les chiffres de décès de chaque mois dans le cours des quatre dernières années.

Janvier, 32.— Février, 19.—Mars, 20.—Avril, 20. —Mai, 21.— Juin. 19. — Juillet, 45. — Août, 38. — Septembre, 40. — Octobre, 26. — Novembre, 20. — Décembre, 17.

Si au lieu de prendre pour base la mortalité dans le

cours de la première et de la deuxième année, nous prenons seulement celle de la première année, la différence n'est pas grande. Il n'y a en effet que 27 décès de 1 à 2 ans. Nous avons alors:

Janvier, 30. — Février, 18. — Mars, 20. — Avril, 20. Mai, 19. — Juin. 17. — Juillet, 41. — Aout, 32. — Septembre, 36. — Octobre, 21. — Novembre, 19. — Décembre, 17.

On peut s'apercevoir qu'il existe une légère anomalie pour le mois de janvier, elle provient de l'année 1880. L'hiver rigoureux de 1880-81 augmenta assez notablement le nombre des décès.

Nous avons maintenant une dernière question à nous poser. Les épidémies de choléra infantile suffisent-t-elles pour expliquer cette augmentation de la mortalité ? Non ; car si l'on retranche l'excès que l'on trouve dans le nombre de décès pendant les mois d'août, de juillet et de septembre et que l'on réduise la mortalité à 20, chiffre qui constitue la mortalité moyenne des nouveau-nés, dans les mois précédents, il reste encore pour une période de quatre années un tolal de 243 décès, soit 1 décès sur 4,4 habitants de 0 à 1 an, tandis que pour la France entière il n'y a que 1 décès sur 5,5.

Quelle est donc l'autre cause de l'augmentation de la mortalité des nouveau-nés ? Nous l'avons déjà signalée comme favorisant l'apparition de la diarrhée infantile, c'est l'allaitement artificiel. En effet, voici ce qui se passe actuellement dans la ville de Villeneuve-sur-Lot : Les bonnes nourrices deviennent de plus en plus rares.

M. le docteur Bugier se demande à ce propos si l'habitude que l'on a dans les villes d'envoyer les enfants chez une nourrice de la campague, n'a pas amené chez les descendants un défaut de développement de la glande mammaire.

Toujours est-il que dans la ville, à tous les degrés de l'échelle sociale on ne trouve que fort peu de mères capables de fournir une quantité de lait suffisante.

De plus, aujourd'hui l'aisance ayant pénétré dans nos campagnes, les mères ne prennent plus de nourrissons, on ne trouve plus de nourrices que dans les Charentes ou dans le Périgord. Aussi soit que cet état de choses ait amené des frais, beaucoup plus considérables pour les familles ouvrières, soit que celles-ci ne puissent se résigner à envoyer leurs enfants aussi loin, les mères qui ne peuvent pas fournir une quantité de lait suffisante, élèvent leurs enfants au biberon.

Nous ne voulons pas insister sur ce fait, mais nous ne laisserons pas passer cette occasion, sans nous élever contre un préjugé absurde, trop répandu dans le pays ; il est un bon nombre de mères de famille qui croient que le mélange de deux laits dans l'estomac d'un enfant peut être très nuisible à sa santé.

Nous nous rappelons cependant avoir entendu M. le professeur Bouchardat conseiller l'allaitement mixte et nous pensons que si l'on parvenait à persuader aux mères dont le lait est insuffisant, que cet allaitement mixte ne peut être que très salutaire à leurs enfants, on parviendrait certainement à réduire d'une façon très notable la mortalité des nouveau-nés.

Il nous resterait quelque chose à dire sur la mortalité des enfants dans les campagnes.

Dans les cinq communes rurales du canton de Villeneuve-sur-Lot la mortalité n'est que de 1 sur 6,1 enfants âgés de 0 à 1 an, elle est par conséquent plus faible que celle de la France entière, et cependant les enfants de la campagne ne sont pas élevés avec autant de soin qu'ils devraient l'être. On leur donne, en effet, dès la naissance une alimentation mixte composée de lait et de soupe ; mais, comme compensation, les enfants sont nourris au sein maternel. Il nous a paru néanmoins que la mortalité devait être dans les premiers mois plus élevée à la campagne qu'à la ville. M. le docteur Bugier nous avait signalé ce fait comme probable, mais l'état civil des cinq communes du canton de Villeneuve-sur-Lot, ne nous ayant fourni que 200 naissances dans l'espace de cinq années, il ne nous a pas paru prudent de baser une opinion sur des chiffres aussi minimes.

CHAPITRE III

MALADIES PROFESSIONNELLES

Intoxication mercurielle chez les ouvriers chapeliers.

Les accidents mercuriels qui atteignent les ouvriers travaillant dans les chapelleries sont connus depuis longtemps, mais ils nous ont paru présenter, dans les deux fabriques de Villeneuve-sur-Lot, une intensité exceptionnelle et atteindre un nombre d'ouvriers beaucoup plus considérable que celui que l'on observe dans d'autres industries,

Les deux fabriques Lafont et Castagner occupent environ cent ouvriers, or, près d'un tiers de ces ouvriers sont, à des degrés divers atteints de tremblement.

Certains ouvriers dont nous donnons les observations présentent quelques symptômes nerveux plus graves, symptômes qui paraissent peu fréquents si nous en jugeons par ce qui en a été dit jusqu'ici.

Il est très important de les signaler, car le mal va tous les jours empirant. Tous les ouvriers que nous avons interrogés nous ont affirmé que l'on ne trouvait autrefois qu'un très petit nombre d'ouvriers atteints de tremblement mercuriel. Nous en avons cherché la raison, elle est assez curieuse pour que nous ne la passions pas sous silence.

Autrefois on n'employait pour la préparation du feutre que les poils de première qualité, certains animaux, le castor, le chameau par exemple, en fournissent un qui n'a pas besoin, pour être feutré, d'être soumis à l'action préalable du mercure. Mais le commerce a fait tous les jours des commandes plus considérables et il a fallu employer toutes sortes de poils. Or ceux-ci demandent, pour être propres au feutrage, à être d'autant plus fortement soumis à l'action des préparations mercurielles qu'ils sont plus grossiers.

Le mal ira donc sans cesse grandissant à moins que l'on ne trouve quelque autre substance capable de remplacer le mercure.

Du travail dans les chapelleries. — Avant de commencer l'étude des accidents que l'on observe chez les ouvriers chapeliers, il nous paraît nécessaire de rendre compte des diverses opérations qui se pratiquent dans les chapelleries. Nous rendrons ainsi plus facile l'interprétation des faits d'intoxication mercurielle auxquels elles donnent lieu.

On cite dans presque tous les ouvrages classiques d'hygiène professionnelle, comme causant le plus grand nombre de cas d'intoxication mercurielle l'opération du secrétage; dans les deux fabriques sur lesquelles s'est portée notre observation.

cette opération ne se pratique pas. Les patrons reçoivent le poil prêt pour le feutrage et cependant près du tiers des ouvriers sont atteints de tremblement, tandis que dans les ateliers où l'on pratique le secrétage on en observe assez rarement.

Les renseignements que nous avons obtenus des ouvriers qui avaient pratiqué le secrétage concordent avec ce qu'en dit M. le professeur Bouchardat : « Chapeliers, secrétage des poils. — Les accidents sont assez rares et peu intenses dans les ateliers de secrétage bien tenus, cependant en visitant ces fabriques, j'ai vu plusieurs ouvriers atteints de tremblement mercuriel (1). »

Plusieurs ouvriers des deux fabriques de Villeneuve-sur-Lot ayant travaillé plusieurs années au secrétage du poil, nous avons pu nous procurer des renseignements sur cette opération, aussi quoiqu'elle ne se pratique pas dans cette ville, nous en dirons quelques mots en commençant.

Secrétage des poils. — Les poils employés dans les chapelleries, pour le feutrage sont ceux du lapin. Les fabricants achètent ces peaux aux chiffonniers ; on tend cette peau pour pratiquer le secrétage. La solution que l'on emploie pour cette opération est faite dans les fabriques elles-mêmes, elle se compose de 1 partie de mercure dissous dans 10 parties d'acide nitrique. La solution ainsi composée est ajoutée à neuf dixièmes

(1) Bouchardat. Traité d'hygiène publique et privée, p. 763.

d'eau et le tout est ensuite délayé dans un grand baquet. Les ouvriers sont munis de brosses dures, en crin et à poils courts, ils les imbibent dans cette solution et frottent ensuite le poil dans tous les sens.

Après cette opération les peaux de lapin sont placées dans des étuves hermétiquement fermées. La température à laquelle on élève ces étuves varie de 30 à 40 degrés, suivant la force que l'on veut donner au poil. Le poil est dit plus fort lorsqu'il se resserre plus vite et qu'il est par cela-même susceptible de donner un feutre plus dur.

Après cela les peaux sont soumises à l'éjarrage. Il se pratique à l'aide d'un long couteau, avec lequel on racle les peaux, on en détache ainsi le poil mort et celui qui est de qualité supérieure reste adhérent à la peau. On procède alors à la coupure ; celle-ci se pratique avec une lame à deux tranchants, cet instrument mû par la vapeur coupe le poil tout à fait au ras de la peau. La peau séparée du poil tombe au-dessous de l'appareil sous forme de filaments grêles, ayant quelque ressemblance avec du vermicelle.

Préparation du poil. — Après le secrétage on soumet le poil à l'action d'une souffleuse. Cette machine mue par la vapeur, a pour but de débarrasser le poil de toutes les impuretés qui s'y trouvent encore. Cette opération donne lieu à un dégagement d'une quantité considérable de poussières qui cependant ne paraissent pas être nuisibles à la santé des ouvriers.

A partir de ce moment le poil est propre à la fabrication du feutre. C'est ici que nous avons pu observer par nous-même les divers travaux qui peuvent intéresser la santé des ouvriers, et que nous avons vû pratiquer les diverses opérations qui donnaient le plus souvent lieu à l'intoxication mercurielle.

Arçon. — La quantité de poil nécessaire à la fabrication de chaque chapeau est pesée 100 grammes. Il semblerait que cette simple opération du pesage des poils est bien insignifiante, et on pourrait nous reprocher de nous occuper de minuties. Cette simple opération n'est pas cependant inoffensive, elle donne lieu au dégagement de poussières et M. Rapin, contre-maître d'une des fabriques, nous a affirmé qu'ayant eu à pratiquer cette opération il avait ressenti les picotements précurseurs du tremblement mercuriel.

Après avoir été pesé le poil est placé dans l'arçon, espèce de harpe; dans cet instrument est tendue une corde à boyau que l'on fait vibrer. Au sortir de cette machine, le poil, qui auparavant pouvait contenir dans le creux de la main, se trouve étalé sur une surface d'environ 1 mètre de long sur cinquante centimètres de large, avec environ 4 centimètres d'épaisseur.

Cette opération à cause du mouvement rapide communiqué à l'arçon, donne lieu à un dégagement considérable de poussières ; nous donnons l'observation de l'ouvrier employé à ce travail (observation III).

Premier feutrage. — Cette partie du travail du chapelier est réputée très dangereuse. On roule le feutre dans une toile imbibée d'eau pure. C'est là que l'on commence à donner au feutre la forme conique.

Foule. — Après le premier feutrage le feutre est soumis à l'action de la foule. Celle-ci est une espèce de chaudière, chauffée au charbon de terre par un fourneau à serpentin. Il faut que l'eau soit maintenue constamment en ébullition. Cette chaudière contient de 100 à 120 litres, cette eau est additionnée d'un verre d'acide sulfurique à 60 degrés. Autour de la chaudière est disposé un plateau sur lequel peuvent travailler de 6 à 8 ouvriers. Ce travail a pour but de donner au feutre plus de solidité. Chaque pièce exige une heure de travail, puis un quart d'heure pour le dressage, ce qui signifie en terme de chapellerie, première forme donnée au chapeau.

Le travail à la foule est très fatigant, les ouvriers qui y travaillent sont nus jusqu'à la ceinture, de plus à cause de la chaleur ils laissent les courants d'air circuler constamment dans l'atelier, ce qui les prédispose à toutes les affections produites par les refroidissements. Cette opération est une de celles qui occasionnent le plus souvent le tremblement. A peu près tous les ouvriers qui y travaillent depuis un certain temps en sont atteints.

Autres opérations. — Les chapeaux ayant reçu leur première forme sont remis à des femmes que l'on nomme ponceuses; munies de fragments de pierre ponce, elles enlèvent les poils qui font saillie, cette opération donne une quantité considérable de poussières, mais ne produit pas d'accidents.

Après cela le feutre est teint ou laissé avec sa couleur naturelle. Ensuite on le soumet à l'appropriage. Celui-ci consiste à donner au feutre sa forme définitive et à le passer au fer pour lui donner le lustre. Nous indiquerons plus tard quel rôle nous faisons jouer à cette application du fer chaud sur le feutre dans les cas d'intoxication mercurielle chez les ouvriers approprieurs ; qu'il nous suffise pour le moment de signaler l'observation II comme étant celle d'un ouvrier approprieur.

Cette série d'opérations terminée le feutre est remis aux garnisseuses. On n'observe aucun accident chez ces ouvrières.

Sous quelle forme le mercure est absorbé. — Nous avons dit que le travail du secrétage donnait rarement lieu à l'intoxication mercurielle, ceci provient de plusieurs causes ; d'abord les ouvriers employés au secrétage sont ordinairement jeunes. Or, soit que les phénomènes dus à l'absorption du mercure mettent un long temps à se produire, soit qu'il y ait une immunité particulière et de nature inconnue chez les sujets d'un âge peu avancé, il ne nous a pas été possible de trouver un seul ouvrier atteint de tremblement, âgé de moins de 35 ans. De plus, pour pratiquer le secrétage on mouille souvent les peaux, le travail se fait ainsi plus vite et ne donne plus lieu à ce dégagement de poussières et de gouttelettes fines de solution mercurielle, qui se produit lorsqu'on pratique le secrétage sur des peaux qui n'ont pas été au préalable soumises à l'action de l'eau.

Quoi qu'il en soit, il n'est pas douteux que le mercure ne soit absorbé pendant cette opération sous forme de nitrate acide de mercure.

Quelles sont les voies de cette absorption ?

Nous croyons qu'elles sont multiples et qu'elle se fait en partie par les poumons et en partie par la peau.

Dans le travail à l'arçon ce sont aussi évidemment, les poussières imbibées de nitrate acide de mercure qui produisent le tremblement mercuriel.

Il en est de même de l'opération du premier feutrage ; là il ne se dégage aucune vapeur, mais comme le feutre doit être constamment imbibé d'eau ; la peau des mains, se trouvant depuis longtemps en contact avec la solution mercurielle que contient toujours le poil, se ramollit, elle est pour ainsi dire macérée et par conséquent, elle est rendue plus apte à l'absorption. L'observation I a été prise sur un ouvrier chargé de ce travail.

Dans le travail à la foule, qui vient immédiatement après, le mercure paraît être absorbé sous une autre forme ; en effet, les ouvriers des deux fabriques nous ont affirmé qu'il leur était arrivé fréquemment de retrouver au fond de la chaudière des gouttelettes de mercure métallique. Or, avant cette opération aucun agent chimique n'a été mis en présence du nitrate qui a été employé pour le secrétage, le poil est donc arrivé jusqu'à la foule chargé de cette solution ; mais, ici il se trouve en présence de l'acide sulfurique ; il se produit alors une réaction chimique, en vertu de laquelle une partie du mercure est mise en liberté. Le fait de retrouver après le travail des gouttelettes de mercure métallique le démontre amplement.

Le liquide de la chaudière étant maintenu toujours à la température de l'ébullition, il en résulte un dégagement continuel de vapeur d'eau et de vapeur mercurielle que les ouvriers absorbent d'autant plus facilement qu'ils travaillent nus jusqu'à la ceinture ; ils prennent, pour ainsi dire, un bain de vapeur mercurielle, à dose faible cela est vrai, mais d'une façon continue ; de plus, comme ils ont le visage tourné du côté de la chaudière, ils respirent aussi pendant tout le temps qu'ils travaillent ces mêmes vapeurs ; cela constitue une voie de plus pour l'absorption.

Ainsi, nous croyons que la forme sous laquelle le mercure est absorbé diffère à partir du moment où le feutre est soumis à l'action de la foule. Nous en avons une nouvelle preuve dans les faits qui suivent.

Les feutres après le travail à la foule sont séchés et remis à des femmes qui en raclent les bords, avec des fragments de pierre ponce, cette opération donne lieu à un dégagement de poussière considérable, comparable à celui qui se produit dans le travail à l'arçon, où n'a cependant jamais chez elles observé de tremblement mercuriel. Il faudrait pour que le mercure pût être absorbé qu'il fut soluble, ou à l'état de vapeur.

Les ouvriers approprieurs se servent de fers chauds qu'ils promènent sur le feutre préalablement imbibé d'eau. Ceux-ci ont du tremblement mercuriel et il est évidemment produit par la vaporisation du mercure métallique resté dans le feutre après le travail à la foule. L'observation II est celle d'un ouvrier approprieur.

Observation I. — R..., ouvrier chapelier, 41 ans. Cet homme ne présente pas d'antécédents diathésiques. Il a toujours joui d'une bonne santé, sauf quelques bronchites contractées pendant le temps qu'il a travaillé à la foule il n'a pas eu de maladies graves antérieurement.

Il a travaillé au secrétage à l'âge de 13 ans, ce travail ne lui a jamais causé le moindre accident. Il raconte que dans l'atelier ou il travaillait on n'observait que très rarement du tremblement et toujours sur des ouvriers âgés de plus de 35 ans.

Il y a trois ans il rentra dans un des ateliers de Villeneuve et travailla à la foule, jamais il n'avait fait ce travail.

Quelque temps après les accidents débutèrent par une sensation de picotement, accompagnée de faiblesse dans les membres supérieurs.

Quelques jours plus tard le tremblement commença et augmenta tous les jours jusqu'au moment où il fut obligé d'arrêter son travail. Le médecin, appelé à lui donner des soins, lui prescrivit du bromure de potassium et des bains sulfureux. Après être resté trois ou quatre mois sans travailler, il revint à l'atelier amélioré mais non guéri.

Depuis cette époque cet ouvrier n'a jamais cessé de travailler, mais depuis quelque temps ne pouvant plus exécuter le travail à la foule, qui est très fatiguant ; il a été employé sur sa demande à la préparation du premier feutrage.

Voici actuellement ce que l'on peut observer : cet homme est pourvu d'un embonpoint considérable. On n'a pas besoin pour découvrir le tremblement de faire étendre le bras au malade, ses mains étant appuyées sur les hanches, on est frappé à première vue des mouvements désordonnés qui occupent le bras, l'avant-bras, et la main.

Il y a des moments où le tremblement augmente, d'abord le matin, et d'une façon générale lorsqu'il n'a pas pris d'aliments ou de boissons depuis quelque temps. Les boissons alcooliques diminuent le tremblement, aussi comme la plupart de ses camarades d'atelier, a-t-il recours à ce moyen pour diminuer le tremblement qui, à certains moments, serait assez fort pour rendre tout travail impossible.

Cet ouvrier tremble aussi davantage lorsqu'il est observé. La première fois que nous avons pénétré dans l'atelier, le contre-maître, voulant nous montrer comment se faisait la première préparation du feutrage, lui dit de commencer une pièce. Mais il répondit qu'il lui était absolument impossible de travailler devant des personnes autres que ses camarades. En effet, après avoir essayé, il fut obligé de s'arrêter tellement l'agitation était devenue considérable. Le contre-maître qui nous montra alors comment se pratiquait cette opération nous dit que sa présence l'empêchait aussi de travailler et cependant quelque temps auparavant il était ouvrier comme lui.

Cet ouvrier raconte que se trouvant à Bordeaux, il fut présenté à la Société médicale de cette ville. Son émotion avait tellement augmenté le tremblement que, dit-il, il ne pouvait s'asseoir.

Cet ouvrier nous dit que lorsque le tremblement devient plus fort, il sent une sorte de douleur lancinante du côté de l'épaule, douleur qui descend bientôt vers la main.

La main gauche est plus faible et elle tremble plus que la main droite.

Le tremblement qui avait d'abord été limité aux membres supérieurs s'étend maintenant aux membres inférieurs, mais il est beaucoup moins considérable et n'est pas un obstacle au travail, sauf à certains moments où la faiblesse des jambes est telle qu'il tomberait, s'il ne se rendait parfaitement compte qu'une chute est imminente, et s'il n'avait le temps de se mettre dans une situation qui prévienne tout accident.

Cette exagération du tremblement avec chute imminente, survient surtout lorsqu'il a éprouvé quelque contrariété, l'influence de cette cause est telle qu'elle peut amener l'impossibilité dans l'exécution de tout travail pendant une journée.

Le tremblement s'est depuis 6 mois propagé à la langue, et cet embarras de la parole constitué par une espèce de bredouillement n'est pas très considérable. Il n'y a pas de tremblement fibrillaire. Cet embarras de la parole a débuté il y a six mois.

Du côté du tube digestif voici ce que l'on trouve : les dents sont noires et déchaussées surtout sur les incisives et à la mâchoire supérieure.

Jamais le malade n'a eu de stomatite.

Les lèvres sont un peu pâles.

Depuis quelque temps cet ouvrier a des vomissements lorsque le tremblement est considérable, dès qu'il a vomi quelques glaires le tremblement diminue.

La digestion s'opère facilement, mais il est presque constamment constipé.

Du côté des poumons quelques signes et quelques symptômes de bronchite chronique.

Rien aux reins, rien au foie.

Observation II. — A..., 39 ans, dès l'âge de 12 ans, cet ouvrier travaille dans une chapellerie. Il y reste 6 ans et n'éprouve pas le moindre accident mercuriel.

A l'âge de 18 ans, il s'engage dans la marine et y reste 7 ans. Dans le cours de ces sept années, il a la fièvre jaune au Sénégal. Il a été longtemps malade par suite de cette affection, mais il a fini par reprendre son service.

Il a eu aussi des douleurs sciatiques rebelles qu'il a contractées en couchant sur la terre pendant les nuits froides des pays chauds.

Il a séjourné quelque temps en Cochinchine, mais il n'a pas eu de dysentérie.

A la fin de 1868 revenant de Chine, il reprit dans l'atelier où il avait débuté le travail d'ouvrier approprieur qu'il avait déjà fait.

Ce n'est qu'il y a 4 ans qu'il a éprouvé les premiers effets de l'intoxication mercurielle.

Les premiers symptômes qui ont attiré son attention sont des douleurs générales, puis des élancements dans les membres supérieurs, ce n'est que longtemps après que le tremblement dans les jambes a commencé. Cet ouvrier ne se souvient pas de l'époque précise à laquelle les membres inférieurs sont devenus plus faibles. Il fixe approximativement cette époque à un an.

Il a été trois fois traité à l'hôpital de Villeneuve-sur-Lot. On lui a donné, dit-il, des bains sulfureux, du vin de quinquina et de l'huile de foie de morue.

Il est entré pour la dernière fois à l'hôpital vers la fin de l'année 1881.

A cette époque il présentait un peu d'embarras de la parole. Après y avoir séjourné environ huit semaines, il sortit, son état s'étant un peu amélioré.

Voici actuellement la physionomie de ce malade : La démarche est à peu près normale, mais lorsqu'il se tient debout et immobile on aperçoit très distinctement le tremblement des membres inférieurs.

Les bras sont agités de mouvements désordonnés, lorsqu'il veut faire quelques mouvements, mais lorsqu'on les lui fait étendre on ne découvre qu'avec peine un léger tremblement à l'extrémité des doigts.

L'embarras de la parole a augmenté d'une façon très notable, il s'exprime difficilement. Si on examine la langue on observe un tremblement général et quelques tremblements fibrillaires.

Il présente aussi d'autres symptômes, dont quelques-uns ressemblent assez à la syncope ; nous n'avons pu les observer nous-même, mais il nous ont été décrits par des personnes qui en avaient été témoins ; il se sent pris d'une vive douleur à l'épigastre, il se rend parfaitement compte du danger qui le menace et quelquefois il a le temps de prévenir une chute. Après cette douleur à l'épigastre survient la pâleur de la face ; s'il a eu le temps de s'asseoir, ou si quelqu'un peut le soutenir, il ne tombe pas, mais il reste quelquefois un quart d'heure sans parler.

Il n'y a pas perte de connaissance.

D'autres fois cet accident survient dans la rue, et il y a peu de jours il s'est assez fortement contusionné, dans une chute qu'il a faite.

Lorsque ces accidents surviennent il reste, dit-il, quelques instants privé de la vue.

Quelquefois il lui arrive de tomber ainsi jusqu'à trois fois dans la même journée, mais c'est surtout vers neuf heures du matin que cet accident survient, Depuis un mois il se produit plus fréquemment.

Nous avons dit plus haut que l'embarras de la parole avait aussi augmenté considérablement depuis quinze jours.

Son appétit a aussi diminué, et l'amaigrissement est notable.

Les lèvres sont pâles, les dents noires, mais il n'y a jamais eu ni stomatite, ni salivation.

Un léger souffle dans les vaisseaux du cou.

Les autres organes paraissent sains.

Pas d'alcoolisme.

Cet ouvrier est père de cinq enfants. Le plus jeune a 1 an, l'aîné à 10 ans. Deux sont nés depuis qu'il a commencé à ressentir les premiers effets de l'intoxication mercurielle.

Ils jouissent tous d'une bonne santé.

Observation III. — N..., 55 ans. Cet ouvrier a commencé à travailler à l'âge de 13 ans dans une fabrique de chapeaux.

Il a pratiqué le secrétage, puis le travail à l'arçon; pendant 20 ans il a pratiqué tantôt l'une tantôt l'autre de ces deux opérations.

Il a ensuite été contre-maître dans l'une des deux fabriques de Villeneuve-sur-Lot. Il a rempli ces fonctions pendant 10 ans. Depuis il est entré dans une autre fabrique où il a repris le travail à l'arçon.

Il y a quinze ans environ que le tremblement a débuté par les membres supérieurs. Il a eu auparavant quelques douleurs vagues et quelques picotements. Plus tard il a eu de la faiblesse dans les jambes et il serait même tombé s'il n'avait eu le sentiment du péril qui le menaçait.

En même temps que le tremblement il a eu une forte douleur à la nuque. Il en souffrait continuellement, excepté la nuit.

Actuellement, il a toujours un peu de tremblement mais beaucoup moins depuis qu'il s'occupe du travail à l'arçon.

Les dents sont noires et déchaussées surtout à la mâchoire supérieure.

Il n'a jamais eu ni stomatite, ni salivation.

Observation IV. — C... ouvrier approprieur, 40 ans; cet ouvrier a travaillé à la foule, il y a dix ans qu'il fait l'appropriage. Depuis deux ans il a un peu de tremblement dans les membres supérieurs. Il accuse un peu de faiblesse dans les jambes, mais pas le moindre tremblement.

Les dents sont un peu noires et légèrement déchaussées surtout à la mâchoire supérieure.

Nous aurions voulu ajouter à ces observations celle d'un ouvrier chapelier qui a succombé il y a peu de temps. Malheureusement il ne nous a pas été possible de recueillir des renseignemenis précis sur son état, et sur la physionomie spéciale qu'avait présentée chez lui l'intoxication mercurielle. Tout ce que nous avons pu apprendre, c'est qu'il fut pris avant de succomber de convulsions, et que plusisurs personnes étaient nécessaires pour le maintenir dans son lit. Cet ouvrier n'avait jamais présenté de symptômes de stomatite.

Nous aurions pu réunir un plus grand nombre d'observations mais elles n'auraient présenté rien de particulier.

Les autres ouvriers n'ont, en effet, que du tremblement. Ils ont les dents noires et légèrement déchaussées, mais nous n'avons pas trouvé même chez les ouvriers les plus atteints, cette sensation d'allongement des dents, qui a été signalée comme étant un des premiers symptômes de la stomatite mercurielle.

Notons aussi chez un grand nombre d'entre eux un état de faiblesse momentané se reproduisant quelquefois à plusieurs jours d'intervalle. Cet état est de courte durée et coïncide toujours avec une augmentation du tremblement.

Nous allons maintenant essayer de constituer avec les documents qui précèdent un ensemble symptomatologique qui réponde autant que possible à l'ensemble des faits que nous avons observés.

Symptômes. — On n'observe de tremblement mercuriel que chez les ouvriers âgés de plus de 35 ans.

Cela peut tenir à deux causes : ou bien il faut un espace de temps assez long pour que le mercure absorbé puisse produire des modifications du système nerveux assez considérables pour amener des accidents.

Ou bien sous l'influence de l'âge le système nerveux devient plus impressionnable à l'action de cet agent. Il est difficile de se prononcer.

Les signes précurseurs du tremblement sont des douleurs vagues rhumatoïdes, et des picotements que les ouvriers comparent à des piqûres d'épingles. Les dents se déchaussent et deviennent noires à cette même époque.

Le tremblement débute par les membres supérieurs, il est plus fort le matin ; ce tremblement a une forme choréique, il est surtout apparent lorsque l'ouvrier travaille. Il est presque nul lorsqu'il étend les bras.

Le tremblement est toujours plus considérable du côté gauche.

Plus tard les membres inférieurs deviennent faibles, puis ils sont pris de tremblement ; mais c'est surtout la faiblesse qui domine.

Dès le début la mémoire faiblit, nous avons éprouvé beaucoup de peine, à cause de cela, pour rédiger nos trois premières observations.

En même temps ils deviennent très impressionnables. Les patrons sont obligés d'user avec eux de beaucoup de ménagements.

Ils se prennent souvent de querelle entre eux pour des causes futiles.

C'est surtout dans ces moments de surrexitation que le tremblement est considérable, et c'est alors encore que l'on pourrait en voir tomber si leurs camarades ne les soutenaient. Ces chutes deviennent de plus en plus fréquentes, la deuxième observation en fournit un exemple.

L'embarras de la parole se manifeste en dernier lieu, mais ce symptôme est très net.

Telle est la physionomie de l'intoxication mercurielle dans les deux fabriques que nous avons visitées.

FABRIQUES DE BOUTONS DE NACRE. — FABRIQUES DE PEIGNES.

Nous signalerons en terminant deux industries dans lesquelles les ouvriers travaillent au milieu d'une quantité considérable de poussières, nous ne voulons que les signaler pour le moment. Les fabriques de boutons de nacre existent depuis peu de temps, cette industrie occupait autrefois un nombre considérable de prisonniers à la maison centrale d'Eysses, située à 1 kilomètre de Villeneuve-sur-Lot. L'administration reconnaissant la nocuité de cette industrie la supprima. Les ouvriers qui travaillent actuellement dans les fabriques de la ville, sont exposés depuis trop peu de temps à ces poussières minérales, pour qu'elles aient pu altérer d'une façon notable leur santé. On observe néanmoins chez eux une pâleur très marquée de la peau.

A côté de cette industrie nous signalerons également les fabriques de peignes, cette industrie existe depuis plus de deux cents ans dans la ville. Cette fabrication produit une grande quantité de poussières, de plus les ateliers exhalent une odeur infecte. Malgré cela, il ne se produit pas chez les ouvriers d'affection spéciale.

CONCLUSIONS.

1° L'influence climatologique se fait surtout sentir sur l'appareil respiratoire et sur l'appareil digestif.

En dehors de l'influence des marais permanents la négligence apportée dans l'exécution de certains travaux agricoles peut être la cause de fièvres palustres très graves.

Les épidémies de fièvre typhoïde des hautes plaines du département de Lot-et-Garonne présentent une gravité exceptionnelle ; on doit attribuer cette gravité à la structure du sol. (Chapitre Ier.)

2° La direction des vents joue un rôle important dans la dissémination des miasmes varioleux.

Les causes de l'augmentation de la mortalité infantile dans la ville de Villeneuve-sur-Lot sont : les épidémies de diarrhée infantile, et l'allaitement artificiel. (Chapitre II.)

3° Le mercure peut amener, chez les ouvriers, qui travaillent dans les chapelleries des troubles nerveux très graves et ne causer ni stomatite, ni salivation.

Il faut un temps très long pour que les effets produits par les vapeurs mercurielles se manifestent sur le système nerveux.

L'âge paraît avoir une certaine influence sur la production de l'intoxication. (Chapitre III.)

Paris. — A. PARENT, imp. de la Fac. de médec., rue M.-le-Prince, 31.
A. DAVY, successeur.

BIBLIOTHEQUE NATIONALE DE FRANCE
3 7531 03987324 6

www.ingramcontent.com/pod-product-compliance
Ingram Content Group UK Ltd.
Pitfield, Milton Keynes, MK11 3LW, UK
UKHW020204200726
13856UKWH00003B/1195